AF313476

MATIÈRE MÉDICALE

DES

EAUX THERMALES

DE CHAUDESAIGUES,

SPÉCIALEMENT CONSIDÉRÉES

SOUS LE RAPPORT DES BAINS,

Par Guillaume Bremout,

DOCTEUR-MÉDECIN, EX-ÉLÈVE DE L'ÉCOLE-PRATIQUE, A MONTPELLIER; EX-PROSECTEUR-ADJOINT DE LA MÊME ÉCOLE, MEMBRE TITULAIRE DE LA SOCIETÉ CHIRURGICALE D'ÉMULATION.

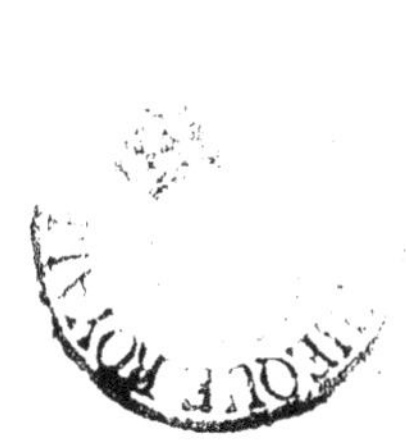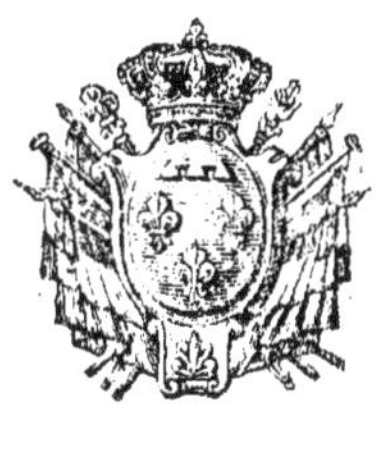

A SAINT-FLOUR,

DE L'IMPRIMERIE DE VIALLEFONT, LIBRAIRE.

1831.

Aux Mânes d'un Père

qui dirige mes pas ; sa mort n'a pu nous séparer.

A tous les Médecins

des environs et surtout à ceux du Cantal et de l'A-
veyron , qui, par le grand nombre de malades qu'ils
ont envoyés dans peu de temps à Chaudesaigues , m'ont
mis en même de connaître les propriétés médicales de
nos Eaux.

À l'Humanité souffrante, qui guide mon Écrit.

Parmi les malheureux qui se rendent à Chaudesaigues, les uns doivent considérer les principes matériels que nos Eaux contiennent, les substances diverses auxquelles ce liquide ne fait que servir de véhicule. L'analyse de nos Eaux nous a rendu, sous ce rapport, un grand service. Connaître la composition chimique d'une eau minérale, dit l'illustre Bergman, c'est, pour ainsi dire, devancer l'expérience ; car l'on apprécie aisément les qualités médicales d'une eau, lorsque l'analyse fournit absolument des produits analogues.

Que les autres, sans perdre de vue les principes ci-dessus mentionnés, envisagent encore les phénomènes généraux, que toutes les eaux chaudes seraient susceptibles de provoquer ; lesquels phénomènes ne sont souvent pas étranges à la cure d'un grand nombre de maladies. Il serait bon que tous les malades qui se rendent à Chaudesaigues, fissent usage de nos Eaux avec discernement. Il ne faut pas, en faisant leur éloge, prétendre avec exagération qu'elles peuvent remplacer tous les remèdes, et s'appliquer indistinctement et de la même manière à tous les maux. Il faudrait que le médecin qui surveille les eaux, sût augmenter ou diminuer, en certaines occasions, l'énergie ou l'activité du remède, qu'il sût même parfois en retarder l'application, ou changer le mode d'administration.

Il serait bon aussi, pour le malade, qu'il ne commençât point l'emploi de nos Eaux avec tant de précipitation qu'on le voit faire tous les jours, qu'il prît quelques jours de repos. Si c'est un malade qui n'ait pas consulté, il est bon parfois qu'il fasse des remèdes préparatoires, dont il ne saurait s'affranchir sans inconvénient.

MATIÈRE MÉDICALE

DES

EAUX THERMALES

DE CHAUDESAIGUES.

L Bains minéraux de Chaudesaigues , conduits par une main habile , qui n'arrêterait point ses vues dans les différens degrés de chaleur qu'elle peut donner à l'eau , et cela seulement pour avoir l'air de varier son remède , sans raisonner ce qu'elle fait , pourraient devenir d'une grande utilité pour la plupart des maladies chroniques ; et les cures qu'on ne rapporte aujourd'hui qu'à des choses inexplicables , et qui ne sont qu'un pur effet du hasard , nous deviendraient bien plus communes et plus familières. Nous pourrions nous rendre compte de tout ce qui se passe ; rien ne nous étonnerait ; nous pourrions alors varier les différents degrés de chaleur , non pour avoir l'air de changer son remède , ou pour tâtonner , mais plutôt pour susciter les divers phénomènes qu'on juge indispensables. Pour obtenir la cure d'une maladie , nous n'attendrions pas toujours le tout des Bains ; nous saurions qu'il faut quelquefois leur aider. Nous les emploierions tantôt comme remède fondamental , car en effet , à eux seuls , ils peuvent amener la solution d'un grand nombre de maladies ,

(6)

mais bien souvent nous ne les emploierions que comme remède auxiliaire,
car, comme nous le verrons plus loin, il est des maladies qui ne sauraient
céder par le seul usage des Bains, si l'on ne profitait du trouble qu'ils
suscitent pour attaquer certains principes.

M. Anglade de Rhodez, qui, en 1830, nous fournit un grand nombre de malades, est tellement imbu de ces principes, qu'il emmena lui-
même ses patients.

La faculté qu'on a de donner aux Eaux de Chaudesaigues le degré de
chaleur qu'on désire, leur donne, pour un grand nombre de maladies,
sur toutes les eaux minérales françaises, une supériorité qu'on n'a que
trop méconnue jusqu'à ce jour; ou du moins qui a resté dans l'oubli depuis les Romains, qui, à ce qu'il paraît, faisaient usage de nos Bains. Ils
étaient alors connus sous le nom de *Calentes Baiæ*, fameux dès ce temps:
on ne parlait que de nos Eaux.

Si les cures, alors obtenues par nos Bains, ont été mises à l'écart et
oubliées, je pense que la cause en a été le trop grand usage que les Romains fesaient des Bains en général, puisque, d'après Pline, on n'y
connut point d'autres médecines pendant six cents ans au moins : on
allait jusqu'à les employer pour faciliter les digestions des estomacs les
plus faibles, qu'on plongeait à l'eau immédiatement après le repas.

Les cures extraordinaires, qui se faisaient sans doute alors comme aujourd'hui à Chaudesaigues, n'auraient pas manqué de soutenir l'usage de
nos Eaux, quoique les Bains tombassent en désuétude, à mesure qu'on
en restreignît les usages; mais il faut croire que la chapelle Notre-Dame,
où de tout temps on est venu en dévotion, n'a pas peu contribué à cet oubli.
Les Bains n'étant plus de mode, on s'est plu à tout accorder à la protectrice du pays, qui peut-être a placé ces Eaux auprès d'elle pour souvent
faire du bien, sans avoir l'air de faire des miracles. Une preuve qu'on
attribuait tout à la protectrice, ce sont les vieilles crosses qu'on voit encore à Notre-Dame du pays.

Les Bains agissent de trois manières différentes,

1.° Par l'évacuation spontanée des humeurs, la sueur ;

2.° En suscitant des affections contraires à celles de la maladie, et qui la combattent par son opposition ;

3.° Par la spécificité de quelqu'un de leurs ingrédiens qui ne peuvent être regardés comme de nul effet et de nulle valeur contre les maladies qui ont pour cause un vice ou un principe morbide, tels la teigne, les dartres, etc.

Par l'évacuation spontanée des sueurs, ils peuvent d'abord déterminer une crise favorable dans plusieurs des maladies chroniques sous trois rapports différens.

1.° Ils peuvent amener une détente favorable dans les maladies où dominent le spasme, l'irritation et le resserrement, les névroses, toutes les fois qu'elles sont simples, qu'elles ne dépendent point de légion organique. Celles qui sont accompagnées ou dépendent de congestions sanguines cérébrales, souffrent quelques difficultés, et demandent des modifications dans l'adminitration du remède, en raison de l'importance de l'organe affecté, sa structure, ses fonctions. Le cerveau est un organe si pulpeux, si essentiel à la vie, il reçoit tant de vaisseaux sanguins, qu'on doit craindre, en pareil cas, qu'en recherchant la sueur par un remède tel que le nôtre, qui ne la donne souvent qu'en accélérant peu ou prou la circulation, soit dans tout le corps, soit dans la partie affectée, l'on augmente l'engorgement cérébral, et les parties plus disposées à s'enflammer qu'aucune autre. Tandis que d'une autre part les Bains entiers et trop chands favorisent le mouvement du sang vers le haut, on détermine une affection contre laquelle il n'existe pas de moyens sûrs ou assez actifs pour la braver, l'apoplexie; il faut, en pareil cas, savoir restreindre et modérer l'action du remède : il faut bien prendre garde que la température des Bains ne soit pas trop élevée. J'ai déjà vu une victime chez Clavière en 1828, faute d'avoir pris ces mesures. Un nommé Yrisson de la commune d'Oradour, d'un tempérament lymphatico-sanguin, portant une paralysie des membres supérieurs avec douleurs et tournoiement de tête, vertiges, etc. annonçant une compression cérébrale, à la suite d'un bain trop chaud, eut une attaque d'apoplexie, contre laquelle tous les remèdes employés ne produisirent qu'un soulagement momentané de deux jours ; l'attaque reprit ensuite plus de vigueur que jamais , et le malade mourut le quatrième ou cinquième jour.

Le bain liquide , l'étuve encaissée ou locale sont de nos bains ce qui convient le plus , toutes les fois et quand on juge à propos de déterminer cette crise. Le bain précède ordinairement celle-ci , à lui seul même il doit faire quelquefois tous les frais. Les cas d'asthme nerveux , contractions spasmodiques de certains membres , crampes nerveuses , spasmes nerveux des organes du bas-ventre , affections tétaniques , sont les cas où l'on peut rechercher cette crise. Nous avons des exemples de guérison de l'une et de l'autre de ces affections : je me borne au suivant comme le plus succinct , la cure s'étant d'ailleurs prononcée pendant la prise du remède, et par sa seule action.

M. Chaveau, ex-gendarme à Chaudesaigues, d'un tempérament biliososanguin , constitution bonne , ayant déjà eu une autre fois la même maladie , qu'il avait gardée quatre à cinq mois au moins , se présente à moi en janvier 1830 , avec une affection tétanique de la machoire inférieure , douleur sur les côtés et au sommet de la tête , insomnie , point de fièvre, appétit ordinaire, le pouls seulement un peu concentré , les dens si rapprochées les unes des autres , que le malade pouvait tout au plus introduire la pointe d'une cuillère dans la bouche , pour avaler quelques alimens liquides. Traitement calmant, opiacé , antiplogistique pendant quatre à cinq jours, nul changement ; le bain liquide tempéré , l'étuve sèche , de même sont alors ordonnés ; la tranpiration , qui ne se fesait que d'une manière imparfaite , se rétablit , devient même plus abondante que de coutume ; son écoulement est favorisé par de la laine que le malade tient sur les parties affectées , ou par des habillemens plus forts qu'il a soin de s'accoutrer. De jour en jour les muscles de la machoire se détendent , le malade ouvre un peu plus la bouche ; à la place d'alimens liquides , il reprend les solides ; l'insomnie, les douleurs de tête disparaissent de même : quinze bains suffisent pour amener la guérison de la maladie. Dans cette crise , qui se passa dans quinze jours , je n'observai d'autres phénomènes remarquables que la sueur ; toutes les autres sécrétions furent libres dans le courant de la maladie , si ce n'est les selles légèrement resserrées , bains chez Clavière. Le même malade avait fait usage des bains domestiques dans sa première maladie, qu'il m'assura être la même , et qu'il attribuait à la même cause, sueur rentrée , sans qu'il pût dire qu'il en eût retiré grand bien , car la maladie avait duré plusieurs mois , et ce n'était qu'à force de remèdes qu'il en était guéri. Une différence si marquée dans l'emploi d'un remède qui était le même en apparence , nous annonce , je pense, que les principes constituants de nos Eaux n'ont pas peu contribué à la crise qui a si rapidement amené la solution de la maladie , le malade n'ayant d'ailleurs pris d'autres remèdes , pendant la prise des Bains , que des infusions de cocliquo avec l'eau minérale , un régime doux et modéré.

2.º Par l'évacuation spontanée qui se passe à la peau , suivant une proportion qu'on dirige plus ou moins bien , la sueur peut corriger encore les mouvemens irréguliers des forces vitales , et rétablir l'ordre naturel de leurs distributions , amener de cette manière une crise favorable dans certaines névroses ou fluxions. Le rhumatisme , la goutte , les douleurs , le catarrhe chronique , sont les maladies où l'on peut souvent rechercher cette crise ; les bains liquides , ceux de vapeur locaux , dont on modère l'action , doivent être mis en usage pour la déterminer. On recherche en général cette crise toutes les fois que l'on craint de trop détendre ou affaiblir l'individu par des sueurs considérables , ou en lui donnant de la fièvre, soit d'ailleurs qu'on ne juge pas nécessaire , ou que le malade ne puisse pas supporter la douche , qui , à son tour , est parfois contre-indiquée. Par exemple :

Une femme de Mons (en Planèse) , d'un tempérament bilieux , d'une constitution médiocre , sans être pourtant maladive , au moment de dîner, se voit tout-à-coup , et sans savoir pourquoi, perclue du bras droit , qu'elle ne peut plus remuer. Elle le met dans de l'eau fraîche pendant qu'il était endormi , notez qu'elle était en moiteur. Une douleur vive se déclare , pendant l'action du bain , dans toute l'étendue du membre ; le moindre mouvement la rend encore plus sensible. M. Boussuge de Cussac, consulté , ordonne l'application de quelques sangsues et de cataplasmes émolliens ; il s'ensuit un soulagement marqué ; les douleurs cèdent , le

bras et l'avant-bras deviennent plus libres , reprennent leurs fonctions ;
mais reste un état d'apathie douloureux dans la main et ses dépendances,
roideur dans ses articulations. M. Boussnge ordonne alors , un mois après
le commencement de la maladie , la douche et les bains à Chaudesaigues;
ils sont pris chez Felgère. La douche occasionne une vive douleur à la
malade , toutes les fois qu'elle la prend ; la main devient un peu plus
roide ; la douleur de sourde menaçait de prendre un caratère vif et tout
celui qu'elle avait eu dans le temps. Après trois jours de prise , la malade
me consulte , mouvemens perclus dans les doigts , et la main malade pa-
ralysée , douleur toutes les fois que la malade veut étendre ou fléchir,
soit la main , soit les doigts , roideur dans les articles , léger gonflement
à la partie antérieure de l'articulation carporadio cubitale , tout le reste
du corps libre , les autres fonctions se faisant d'ailleurs assez bien ; sup-
pression de la douche à cause de l'inflammation des synoviales , que je
considérai comme la cause des douleurs et de la roideur des articulations,
trop proche de l'état aigu pour avoir recours à un résolutif si excitant ,
bains locaux avec friction sur la partie , étuve locale avec friction *idem* ,
plusieurs fois par jour , cadis sur la peau , qui ne fut mis que sur la fin.
Tous les bains produisent un soulagement marqué : dès le début la main
est beaucoup plus douce pendant leur action ; plus tard elle est aussi libre
que celle du côté opposé ; à une époque seulement un peu retardée de la
prise des bains , elle devient roide , les mouvemens peu ou prou gênés ;
et cela , je pense , parce que la malade ne cherche pas assez à soutenir
la transpiration locale , suscitée par nos Bains. Elle part de Chaudesaigues
en voie de guérison , après douze jours de prise. Il est à regretter qu'elle
parte sitôt ; mais , pourvu qu'elle sache maintenir le travail qu'ont suscité
nos Bains , je ne doute pas un instant qu'elle ne gérisse radicalement.

Dans certaines névroses , fluxions même , on a le droit de beaucoup
espérer , quoiqu'on ne provoque que des sueurs médiocres , si l'on doit
s'en rapporter à Dhumas , dans son Traité des maladies chroniques , où,
entre autres , il rapporte l'exemple d'un garçon boulanger , guéri de douleurs rhumatismales par des sueurs médiocres , déclarées spontanément,
et soutenues par l'action de sureau , après avoir résisté à tous les remèdes
usités.

(11)

Le troisième genre d'utilité par lequel les sueurs , que suscitent nos
Bains , peuvent servir de crise à la plupart des maladies chroniques , c'est
d'enlever les fluides et les matières dont la présence entretient certaines
maladies. Nul doute que les sueurs considérables et répétées n'offrent un
moyen critique pour les maladies dans lesquelles se trouve une disposition
du système lymphatique à produire une quantité surabondante de lymphe,
qui soutient un œdème partiel , tant que les vaisseaux exhalant avec leur
force ordinaire , ne peuvent charier toute la lymphe qui se trouve sécrétée,
rejeter au dehors celle qui est inutile. Toutes les maladies formées par
amas d'humeur ou principe méphitique , tels que le teigneux , le galeux ,
le dartreux , le laiteux , etc. , peuvent, par le moyen des sueurs que suscitent nos Bains , se dépurer fort souvent , se débarrasser de ces principes qui les fomentaient , les tenaient en action , arriver à la guérison. Il
ne faut pas , en faisant l'éloge de nos Eaux , prétendre avec exagération
qu'elles peuvent dépurer toutes les humeurs ; car il en est qui lui résiste-
raient , si l'on n'avait en même temps recours à d'autres remèdes auxi-
liaires , telles la vérole , les écrouelles , par exemple. Cependant , comme
les sueurs sont les sécrétions dont on peut le plus attendre pour la crise
de ces maladies-là , nos Bains peuvent être regardés comme utiles sous
ce simple rapport , abstraction faite des autres. Ils le sont avec d'autant
plus de raison , que la plupart du temps on ne nous envoie que des malades qui ont déjà subi un traitement complet , et chez lesquels il ne faut
plus qu'une secousse extraordinaire pour les sortir d'un état d'apathie que
le traitement le mieux raisonné n'a pu dompter. Les bains liquides , ceux
de vapeur , dans quelques affections ou bien l'un et l'autre dans d'autres,
sont de nos Eaux ce qu'on emploie ordinairement pour déterminer cette
crise.

Parmi les observations que je pourrais citer en faveur de ce troisième
genre d'utilité , je me borne à la suivante comme ayant les effets les
plus prompts : Une femme de Loubaresse (*Lozère*) , âgée de 35 ans
environ , d'une constitution moyenne , d'un tempérament bilioso-sanguin,
se rendit à Chaudesaigues , chez Clavière , en août 1827 , attaquée de
douleurs laiteuses , qui s'étendaient depuis l'aine gauche jusqu'à la pointe

des pieds , occupant principalement le trajet du nerf crural et de la partie supérieure du sciatique : elle embarrassait tellement les mouvemens du membre , que la malade était forcée de faire habituellement usage des crosses depuis quinze mois que durait la maladie. Quelques jours après sa dernière couche , n'ayant pas nourri, la moindre secousse lui occasionnait de vives souffrances dans la partie affectée ; elle avait consulté plusieurs médecins , mon oncle de Nouviales en Planèse , entre autres , qui lui ordonna les bains. La douche fut d'abord essayée ; mais les parties étaient si sensibles que la malade ne put la supporter ; dès-lors on emploie à sa place les bains , les douches de vapeur sur la partie affectée , cadis sur la peau. La transpiration locale et générale devient abondante ; la moindre chose fait transpirer la malade ; elle est continuellement en moiteur ; trois jours suffisent pour améliorer son état. Les parties deviennent moins sensibles , la malade commence à mettre sa jambe à terre ; six jours après , elle supporte la douche , parle de quitter les crosses pour marcher avec des bâtons ; et enfin , après quinze jours de prise , elle part de Chaudesaigues , entièrement guérie de sa douleur. La même malade portait en même temps une affection tuberculeuse de poitrine qui s'améliora ; les douleurs n'ont plus reparu ; mais cette amélioration de poitrine ne se soutint que quelque temps : la femme en mourut un an après. Je n'observai dans cette cure d'autres phénomènes remarquables que la sueur. La malade , en prenant nos bains , fit en même temps usage de nos Eaux intérieurement , régime doux , exercice modéré sur la fin.

Parmi les révolutions que suscitent nos Bains , capables de combattre la maladie par leur opposition , il en est qui , par leur conformité avec la nature des maladies , ou parce qu'elles iraient trop loin , si on ne tenait les rênes du remède, seraient dans quelques cas plutôt pernicieuses qu'utiles , et , au lieu de les combattre , ne feraient que les aggraver ; tandis que , pourvu que le malade ait les conditions voulues pour la prise du remède , et que le médecin des Eaux sache les diriger , on est presque assuré de la guérison du plus grand nombre des maladies chroniques , tâche qui n'est pas de petite valeur , puisque jusqu'ici ces maladies ont fait l'embarras du plus grand nombre des médecins.

Ces révolutions sont la douleur , l'irritation inflammatoire , l'excès d'absortion , le mouvement fluxionnaire , la fièvre.

1°. Les douleurs vagues ou régulières que suscitent parfois nos bains , l'augmentation dans celles qui existent , en amènent souvent la solution , soit que celle-ci arrive , d'après les maximes connues d'Hypocrate , que les douleurs plus violentes en détruisent de plus faibles , soit encore que nos bains , en faisant passer la maladie de l'état chronique à l'état aigu , en changent la nature , la transforment en celle-ci , qui comme on le sait , de trente en quarante jours , quelquefois plus ou moins , touche à sa fin. Cette solution est si commune , qu'il est passé en proverbe que les bains font du bien , toutes les fois que les douleurs augmentent ; mais elles ne doivent être considérées comme telles , que dans le cas où la douleur existe comme principe essentiel et dominant.

Au commencement d'août 1826 , une sœur de Cordesse (en Planèse) d'un tempérament sanguin , d'une constitution ordinaire , n'ayant jamais été malade , si ce n'est quelques douleurs de tête avant ou après la menstruation qui n'avait jamais été abondante chez elle , mais régulière , se rendit à Chaudesaigues , chez Felgère , pour y prendre les bains. Elle était atteinte d'une sciatique droite qui lui fesait porter les crosses , et l'empêchait de sortir de chez elle , punition qui n'était pas petite ; parfois même elle gardait le lit. Elle était dans cet état depuis quatre à cinq ans ; rien ne l'avait soulagée que l'essence de térébenthine quelque temps avant que je lui ordonnasse les bains. Ce soulagement se bornait à pouvoir sortir de chez elle avec les crosses , pour aller entendre la messe le dimanche à Neuvéglise. La douleur étant moins vive , bains , douche liquide furent employés (celle de vapeur n'existait pas alors). Les étuves entières furent mises de côté , nonobstant l'avis de M. Verdier , qui voulait les lui faire prendre à toute outrance , à cause des vertiges , tournoiement et douleurs de tête qu'éprouvait cette femme depuis sa maladie. Craignant quelque engorgement cérébral , la malade qui attribuait sa maladie à l'humidité qu'elle avait gardée sur elle après s'être mouillée , reste une douzaine de jours à Chaudesaigues , et s'en retourne , se croyant plus malade qu'elle n'y était venue ; il ne s'était passé chez elle d'autres troubles extraordinaires que l'augmentation des douleurs . l'apparition de nouvelles , mais légères au membre opposé ; les sueurs n'avaient été guère plus abondante que de coutume ; elle n'avait point eu de fièvre ; les fonctions se fesaient comme de coutume chez elle , sauf une légère diminution dans l'appétit : elle me fait ses adieux bien tristement , prenant de l'essence de térébenthine pour se frictionner de nouveau. Elle n'a pas plutôt suspendu l'usage des bains , que les douleurs commencent à céder de jour en jour : un mois après , elle quitte les crosses pour ne se servir que des bâtons ; et enfin deux mois après , elle est radicalement guérie , ne s'étant servie de l'essence de térébenthine que les premiers quinze jours. Un an après , à titre de reconnaissance , elle voulait reprendre nos bains , lorsque je lui dis qu'il était inutile de faire des remèdes, puisqu'elle m'assurait être radicalement guérie.

La douleur , pourvu qu'elle ne soit point portée trop loin , peut devenir utile dans les maladies dont le principe essentiel est la faiblesse. La paralysie , par exemple , il n'est pas trop en notre pouvoir de déterminer cette crise plutôt qu'une autre ; mais on l'obtient souvent en faisant prendre au malade la douche , le bain et l'étuve sèche.

L'augmentation des propriétés vitales dans la partie affectée , la conversion même de l'état chronique à l'état aigu , qu'on doit surveiller , est un changement favorable qui doit être mis au nombre des crises que suscitent nos bains ; l'on voit cela dans les tumeurs froides arthritiques , les congestions musqueuses , les phlegmasies lentes ; l'on doit d'autant plus surveiller l'action du remède en pareille circonstance , que les viscères affaiblis par une maladie ancienne , le mouvement inflammatoire porté trop loin , pourraient désorganiser les tissus , ou les plonger dans un état de langueur plus marqué que jamais.

Carbonel , huissier , de Pierrefort , âgé de cinquante ans environ , d'un tempérament bilioso-sanguin , à la suite d'une entorse du genou , qui avait été , à trois reprises différentes , frossé , meurtri par un rhabilleur de Serres , commune de Lavastrie, sous prétexte qu'il y avait luxation de cet article , se trouve atteint de tumeur blanche arthritique , pour laquelle M. Méjansac de Pierrefort avait sagement , entre autres antiphlogistiques , appliqué les sangsues plusieurs fois. Un an après le premier accident, commencement de la maladie, le malade se rend à Chaudesaigues chez Clavière, en avril mil huit cent trente : phisionomie saine, constitution moyenne, ne pouvant marcher qu'avec des béquilles, genou droit plus gros que l'autre, douloureux à la pression sur le côté externe, les mouvemens gênés, pour plier ou étendre la jambe, il fallait que le malade s'aidât de ses mains, douleur vive pour peu que le corps porte sur ce membre, la peau du genou rouge, légère diminution de grosseur dans la partie inférieure de la cuisse, avant la prise des bains, quinze sangsues, frictions avec la pommade de laurier pendant deux jours, pour diminuer l'irritation augmentée sans doute par la fatigue du voyage, et qui aurait pu contre-indiquer l'emploi de la douche, en nous faisant craindre le renouvellement de l'état inflammatoire aigu, plutôt que la solution que le malade venait chercher à Chaudesaigues. Les effets répondent à notre attente ; deux jours après, l'enflure cède un peu, les douleurs sont à peine sensibles, léger purgatif pour ranger les voies embarrassées. Le onze du mois, il commence nos eaux, douche liquide pendant une heure, douche de vapeur immédiatement après demi-heure ; sept jours se passent sans produire aucun trouble chez le malade, la transpiration se fait bien, mais sans fièvre et sans être trop abondante ; le genou se dégorge de jour en jour et devient plus libre, il est continuellement dans une chaleur qui n'incommode pas le malade qui perd pourtant son appétit, la langue chargée, parfois quelques envies de vomir, le dix-neuf vomitif, repos pour la douche liquide, ne perdant pas de vue l'irritation locale qui peu ou prou se continuait, menaçait même d'augmenter, la douleur devenant plus sensible sur le côté externe de l'article tendu gorgé, tandis que tout le reste était assez libre ; autres quinze sangsues sont posées sur l'endroit affecté, pommade de laurier, continuation du remède. Enfin, après dix-sept ou dix-huit jours de prise, le malade se retire dans un état tout satisfaisant, le genou égal à celui du côté opposé, si ce n'est le côté externe où l'irritation avait toujours été plus prononcée, légèrement gonflé, les mouvements fort libres, sans pourtant que le malade puisse trop appuyer sur sa jambe, il le fait sans douleur, mais celle ci ne tarderait pas à se faire sentir , s'il voulait s'en servir pour marcher ; le repos est ordonné pour deux mois, fumigations aromatiques pour soutenir et aider l'action de nos bains. Au bout d'un mois, le malade quitte ses crosses ; deux mois après il est en même de marcher sans bâton , radicalement guéri.

Je n'ai observé chez ce malade d'autres phénomènes marquants que l'excitation locale qui , portée trop loin , comme elle nous menaçait parfois , sans les sangsues ou l'huile de laurier , au lieu d'amener le bon ordre , la solution de la maladie , n'aurait pas manqué d'exaspérer le mal , tourner au détriment d'un remède qui à lui seul pourtant est la cause de la guérison du malade , et qui n'avait besoin que d'une main attentive pour le diriger , vu la disposition phlogistique du sujet , son irritabilité.

Nos Bains, en augmentant l'action des forces absorbantes , enlèvent souvent des humeurs qui n'obéissent plus à ces forces , comme on l'observe souvent à Chaudesaigues dans la disparition de certaines tumeurs ou engorgemens ; la douche , le bain avec l'étuve sèche déterminent souvent ces crises.

Nos Bains produisent quelquefois des éruptions cutanées , qui doivent être regardées comme utiles dans la sciatique , le rhumatisme , la goutte , dans les phlegmasies profondes ; ils agissent alors autant par la direction du mouvement fluxionnaire opposé à la fluxion dominante , que par la sortie et le déplacement des matières nuisibles. Nous ne pouvons pas à volonté produire cette crise plutôt qu'une autre ; mais elle se voit parfois.

La femme Micallette de Vedrines (Chaudesaigues), âgée de cinquante-cinq ans , d'une constitution forte, d'un tempérament lymphatico-sanguin, à la suite de sueurs rentrées , atteintes de douleurs rhumatismales qui affectaient les deux bras , qui avaient duré cinq à six mois au moins , et chez laquelle les sangsues , les cantharides , l'essence de térébenthine en friction , et autres moyens analogues n'avaient presque rien fait , se rend à Chaudesaigues avec les symptômes suivans : douleurs vives , elles s'étendaient depuis les épaules jusqu'aux mains ; parfois la malade pouvait, quoique avec peine , se servir de ses membres ; mais le temps changeait-il , les douleurs devenaient assez fortes pour l'embarrasser dans ses fonctions ;

tions ; la malade prétendait que la douleur avait son siége sur les os. Elle est soumise à l'usage de la douche , du bain et des étuves sèches , en août mil huit cent vingt-neuf. Le remède n'est point sans effet sur elle ; les premiers jours , les douleurs semblent augmenter , un léger état fébrile les accompagne ; la malade devient altérée de jour en jour , constipée , sans appétit presque , et enfin , après quatre à cinq jours , une éruption urticaire se déclare sur toute la peau , qui recouvre son corps , la figure seule en est exempte. Cette éruption fut accompagnée de chaleur , de rougeur à la peau , et d'une douleur qui sembla dominer sur la première ; cette éruption se soutint pendant toute la prise des bains. La malade , après douze jours de prise , se retire , ne sachant trop que penser de son état. Arrivée chez elle , elle fait quelque temps usage de la tisane de sureau , et sans autre remède que l'huile de laurier en friction , qui fut ordonnée pour terminer la cure. Elle est parvenue à une guérison complète, n'ayant usé des frictions qu'une quinzaine de jours ; il lui resta pendant quelque temps de légères douleurs qui disparurent à leur tour quatre à cinq mois après. Le mouvement fluxionnaire qui se passa chez elle à la peau , ne fut sans doute pas étranger à sa guérison ; l'on peut dire que c'est lui qui fit changer le mal ; notez que la malade ne transpira presque pas pendant la prise des bains.

L'on peut encore parfois , à l'aide de la douche de vapeur qu'on rend aussi chaude qu'on le désire , déterminer une affection érysipélateuse qui peut devenir utile dans beaucoup d'affections , celles de poitrine , par exemple.

Enfin , nos bains agissent fort souvent en déterminant la fièvre. L'excitation que la fièvre imprime à tout le système , opposée à cette modification particulière qui détermine la douleur , met souvent fin aux douleurs nerveuses simples. On pourrait en dire autant des maladies spasmodiques , *febris spasmum solvit* ; nos bains , sous ce rapport , ne seraient peut-être pas sans effets sur les épileptiques , épilepsie essentiellement nerveuse ; leurs effets seraient même assurés , si l'on doit s'en rapporter à Bartolin et autres , qui citent quelques exemples de guérison par la fièvre postiche. Par les alternatives d'excitation et de faiblesse , de spasme et d'atonie ,

4

le mouvement fébrile rompt souvent la chaîne des mouvemens propres
aux maladies chroniques que nous soumettons à nos Eaux , et ramène
dans la sensibilité et la contractilité l'ordre convenable à leur solution.
La paralysie y trouve parfois sa place. Les différents effets de la fièvre et
surtout l'action du système vasculaire sanguin amènent souvent la solution des tumeurs froides lymphatiques. Enfin , nos bains , sous ce rapport,
ne sont souvent pas étranges dans la dépuration qu'ils suscitent dans la
solution des maladies qui ont pour cause l'action d'un principe ou d'un
virus spécifique ; pour la déterminer , ce sont la douche , les bains et
l'étuve sèche qu'on emploie : l'on recherche alors autant de chaleur que le
malade peut en supporter.

Si l'on jugeait à propos d'imiter les accès de fièvre intermittente, ce qui
pourrait devenir utile dans certaines affections nerveuses , l'on n'a qu'à
plonger le malade dans un bain presque froid , qui ne tardera pas à lui
occasionner des frissons ; l'y laisser jusqu'à ce qu'il ait tremblé le temps
voulu ; de là le faire passer dans une étuve bien chaude ; il n'y transpi-
rera pas, ou bien peu; il y éprouvera au contraire une forte chaleur; enfin
le mettre au lit , la transpiration ne tardera pas à s'établir ; l'on produira
ainsi tous les caractères des accès ; ce procédé n'a jamais été mis en usage;
mais je pense qu'il pourrait devenir utile.

Bordeu avait déjà remarqué que les eaux thermales suscitent souvent
la fièvre ; il en avait tellement reconnu l'utilité , que , dans son traité des
maladies chroniques , il répète souvent que l'usage des eaux minérales
produit une petite fièvre. Il cite l'histoire d'un jeune débauché qui était
tombé dans un état de marasme , sans force , ni appétit , et qui ne pouvait s'aider d'aucun de ses membres. La boisson des eaux chaudes de
Barrèche et les bains tempérés rappelèrent l'appetit et les forces ; mais
alors la fièvre commença à paraître , et il se forma sur la peau une éruption semblable à celle des herpes miliaires. Enfin , au bout de soixante
jours , après des sueurs et un écoulement d'urines troubles , la santé
était rétablie. Les observations cliniques de tous les jours présentent des
faits analogues. On voit les malades pour qui on a constitué une méthode
curative , éprouver des accès de fièvre , des abcès , des hémorragies , des

éruptions de diverses natures , des sueurs , des urines troubles , etc. Si l'on étudie la marche des maladies chroniques en général , l'on verra sans peine que les eaux de Chaudesaigues suscitent la plupart des phénomènes qui précèdent leur cure , et amènent leur terminaison. Ces eaux ne tarderont pas à paraître dans la classe des médicamens ; elles ont toutes les conditions voulues pour y occuper un rang distingué. Il est en effet peu de substances naturelles médicales qui puissent produire sur les tissus vivants une impression plus marquée, pour modifier leur état actuel: comme toutes les substances médicales , elles agissent sur nos organes , changent leur mode de vitalité et l'ordre de leurs mouvemens.

Un nommé Hip..... de Saint-Flour , marchand de vin , d'un tempérament bilioso-sanguin , d'une constitution toute délabrée , malade depuis six ans au moins , ayant consulté , d'après son aveu , vingt-deux médecins , dont je fesais le dernier , atteint d'une affection vénérienne constitutionnelle , pour laquelle , à ce qu'il paraît , la plupart des médecins lui avaient fait avaler du mercure , avait pris des remèdes de tous , sans parler de ceux de commère , sans qu'on puisse dire qu'il eût fait un traitement complet , tant il était changeant et inconstant : nouveaux médecins, nouveaux remèdes , ou administration différente. Aucun médecin ne pouvait guère tenir en compte ce que les autres avaient fait , parce qu'il les faisait appeler les uns à l'insçu des autres , en quittait un avant d'appeler l'autre. La plupart du temps il se fiait aux charlatans de campagne , qui avoisinent nos villes ; tout , jusqu'aux rhabilleurs , lui devenait bon , et obtenait auprès de lui le grade de médecin : ils occupaient même le premier rang. Il avait passé cinq ans au moins tout en remède , lorsqu'il me consulta , et certes l'on peut dire qu'il en avait pris de bien et de mal appliqués. Lorsqu'il me consulta , au commencement de l'année mil huit cent vingt-huit, en janvier, tout son corps affecté ; légères périostoses à la tête , sur les tempes ; gommes au cou , sur les parties latérales de la poitrine , aux aisselles ; quelques-unes en suppuration formaient de larges plaies ; membres inférieurs énormes, l'eucophlegmasiés , avec des douleurs intolérables , si vives qu'il fallait une nécessité absolue pour se les laisser toucher ; exostoses qui , nonobstant le gonflement de la jambe , venaient

encore faire saillie au dehors ; ventre tendu , ballonné par des gaz qui
étaient sans doute le fruit de digestions mal faites chez l'individu , qui parfois avait le dévoiement ; il conservait d'ailleurs l'appétit, des veines vari-
queuses rampant sur la poitrine , le pouls parfois intermittent, tandis que
le cœur embarrassé, faisant sentir ses pulsations jusque dans le bas-ventre , semblait nous annoncer qu'il sypertrohait ; enfin l'un des tableaux
les plus sinistres que nous offre la vérole. Ma position aussi embarras-
sante que celle de ceux qui m'avaient précédé : tisanes de salseparcille et
gayac , muriate d'or en friction sur la langue. J'employai ce spécifique
moins pour l'espoir qu'il m'inspirait, que pour me sortir de l'incertitude où
j'étais sur les doses de mercure employé , pensant bien qu'il avait été
porté trop loin , vu l'état variqueux de certaines veines , des hémorragies
fréquentes de nez qui avaient eu lieu , l'appauvrissement de sang , la dé-
génération générale scorbutique , régime doux , un peu de vin au repas.
Chose extraordinaire , et que je ne voudrais expliquer , après dix jours
de traitement , toutes les gommes , périostoses , exostoses ont disparu ;
les plaies guérissent , la leucophlegmatie des membres diminue , les douleurs cèdent peu ou prou , mais pas en raison de tous les autres symptômes. Dans le courant de mai mon malade exténué se rend à Chaudesaigues , chez Clavière , avec les symptômes suivans , et qui résistaient à
tout ce qu'il faisait depuis quelque temps : les fonctions digestives se font
assez bien ; mais le ventre est toujours tendu , ballonné , offrant toujours
quelques vaisseaux variqueux ; pouls petit et fréquent ; douleur vive toujours aux jambes , pour peu qu'il les remuât ; gonflement strumeux des
articulations du genou , toutes recouvertes de vaisseaux variqueux ; roideur dans cet article à demi-fléchi ; œdème aux pieds ; le malade n'ayant
d'ailleurs guère plus que la peau et les os. Douche liquide une heure sur
le genou , étuve entière de deux heures immédiatement après ; le malade
sort de là tout en nage , et garde cette sueur deux heures après au moins,
prenant un bouillon en sortant des bains. Il mange dans la journée ,
quoique son pouls soit fébrile , ondulent ; fort altéré , il n'épargne pas
l'eau ; peu ou prou il est en moiteur pendant le cours de la journée ; il
devient constipé de jour en jour , et sans s'affaiblir , il perd l'appétit sur
la

la fin ; les voies peu ou prou embarrassées , dix-huit jours se passent ; le malade , pour la première fois , s'appuie sur ses jambes ; des aides le soutenant , il fait quelques pas. Les douleurs ont disparu : mais reste une faiblesse dans les membres inférieurs , une roideur dans les articulations , suite nécessaire d'une maladie si long-temps continue sur ses parties , du défaut d'exercice , et qui aura de la peine à disparaître entièrement ; le ventre en partie revenu sur lui-même , les genoux désenflés , plus doux qu'ils n'avaient été , mais toujours peu ou prou fongueux. Le malade est dans l'état le plus satisfaisant , et certes l'on peut dire qu'on a obtenu de lui tout ce qu'on pouvait espérer , sauf un peu plus de souplesse dans les articulations , et un peu plus de force. Purgation pour ranger les voies , le malade se remet insensiblement. Il est revenu l'année d'après sans douleur , avec de légères fongausités au genou , roideur à cet article , qui , quoique moins courbé , n'a pu finir de s'étendre , et pouvant marcher avec les crosses , une personne le soutenant ; toutes les autres fonctions se faisant d'ailleurs assez bien ; le corps même s'étant restauré , le mouvement fébrile , chez lui , suscité par nos bains , termina la cure d'une maladie qui , sans eux , l'aurait déjà amené , malgré le traitement le mieux raisonné , ou du moins qui l'aurait tenu dans un état de souffrances insupportables jusqu'à la fin de ses jours. Si le malade ne marche pas aujourd'hui , c'est le ramollissement et la désorganisation des nerfs inférieurs, occasionnés par le mercure qui en est seul cause. Tout ce qui reste doit être regardé comme mercuriel ; la maladie essentielle a disparu.

Enfin nos Eaux agissent encore par la spécificité de quelqu'un de leurs ingrédiens , ou principes salins qu'on y trouve.

Dans nos Eaux se trouve en effet une matière animale plus ou moins gélatineuse , qui semble être là pour corriger l'action des autres substances , les rendre plus douces et utiles , soit à l'intérieur en boisson , dans les cas d'affection de poitrine ou de l'estomac , soit à l'extérieur en bain. Du carbonate de chaux qui , vu la quantité respective qui se trouve dans nos Eaux , ne peut agir que comme un excitant léger ; employé spécialement contre la teigne , la gale , les dartres ulcérées à l'extérieur , intérieurement contre les engorgemens des viscères , la gravelle , l'hydro-clorate de magnésie qui , a peu de chose près , a les mêmes propriétés , qui de plus est employé dans les maladies scrophuleuses , de la chlorure-

du sodium excitant encore , employé contre les maladies cutanées , les
engorgements , les dépôts de lait ; du sous-carbonate de soude , qu'on emploie ordinairement comme fondant ; de l'oxyde de fer tonique astringent , du carbonate de chaux , substance détersive , du carbonate de magnésie , qui , à peu de chose près , a les mêmes propriétés absorbantes ;
de la scillice et de la chaux , des sous-carbonates, alcalins diaphorétiques
excitants , cas particulier , rhumatisme , d'acide hydroclorique et sulfu-
rique , l'un antiseptique , diurétique , résolutif, vu la part qu'il prend encore dans nos Eaux , l'autre astringent styptique , du fer tonique apéritif,
emménagogue , et de magnésie qui s'y trouve en assez grande quantité ,
pour s'emparer parfois des acides que contient l'estomac , faire cesser des
cardialgies légères.

Tous ces principes considérés , il suffit d'avoir une connaissance exacte
de l'analyse de nos eaux , pour y trouver un spécifique plus ou moins
actif contre les affections cutanées ; nul doute qu'elles ne le soient , puisque la plupart de leur ingrédients ont été tour à tour employés avec avan-
tage , pour détruire les virus qui les fomentent , les tiennent en action.
Considérant ensuite les différentes parts qu'occupe chacun de ces principes dans nos eaux , les réunissant tous pour en former une seule et même
propriété , l'on déduit facilement quelles sont les circonstances où nos
eaux intérieurement peuvent faire un grand bien. Mettant de côté tous les
principes spécifiques pour certaines affections , l'on trouve à la fois un
excitant doux , tonique et mucilagineux , un résolutif des plus puissants·
Par le mode d'administration de nos eaux , l'on peut en tirer des propriétés toutes différentes de celles qui émanent de leurs principes , ou augmenter l'activité de ces dernières.

Nos eaux peuvent devenir d'une grande utilité dans la plupart des maladies chroniques en général , mais celles contre lesquelles leur vertu ne
peut être nullement contestée , celles qui bien souvent viennent chercher
leur fin à Chaudesaiges , sont les affections chroniques des membranes
muqueuses , le catharre chronique , la leucorrhée , la gastrique chronique ,
et les difficultés des digestions qui en dépendent , les phlegmasies lentes ,
les contractions spasmodiques de certains membres, le spasme nerveux des
organes du bas ventre , les douleurs essentiellement nerveuses, les coliques
néphrétiques , diverses maladies cutanées ou lésions qui en dépendent , les

(23)

prétendus dépôts de lait ou douleurs qui en proviennent ; les maladies fa-
vorites sont la roideur des articulations , les ankyloses , les engorgements
muqueux et lymphatiques des articulations , l'engorgement même des viscères , la paralysie des membres , le rhumatisme chronique et goutteux ,
les dépôts de lait , les névralgies , la sciatique tous les jours.

Soutenu par leur zèle et le désir qu'ils ont de faire le bien en général ,
renommé par les succès qui ne peuvent que se multiplier de jour en jour,
Chaudesaigues dans peu sera , comme l'a dit le fameux Alibert , le carlsbad de la France. Nous participerons tous à la gloire et à l'honneur que
cet auteur promet à ceux qui lui rendront le lustre qu'il a perdu. « Sidoine
» A...llinaire, qui en fait une mention spéciale, dit Alibert , en parlant
» de nos Eaux , leur attribue des propriétés remarquables. Il cite le pas-
» sage suivant : *Calentes nunc te bayæ cavernatim ructata pumicibus aqua
sulfuris atque jecorosis à phthisiscentibus languidis medicabilis piscina de-
lectat.* « Ce que dit cet historien sur les effets de ces eaux avait été sans
» doute vérifié par l'expérience. N'en doutons pas , si cet établissement
» thermal se relève , les malades vont y affluer de toute part ; et comme
» le dit avec tant de vérité un des membres de la commission des Eaux
» minérales , Chaudesaigues pourra être un jour le carlsbad de la France.
» Gloire et honneur à ceux qui lui rendront le lustre qu'il a perdu ! Es-
» pérons que ces Thermes deviendront un jour un refuge salutaire pour
» une multitude de maladies chroniques. Il ne faut qu'un Darcet pour
» visiter , et l'espoir que nous concevons se réalisera.» *Précis historiques*
sur les Eaux minérales le plus usitées. Signé , J. L. Alibert , premier
médecin ordinaire du Roi , professeur de l'école de Paris , médecin de
l'hôpital Saint-Louis , membre de l'académie royale de médecine , inspec-
teur en chef des Eaux d'Enghien , les bains , etc.

Darcet a visité nos Eaux , grâce aux soins de M. Barlier qui était maire
alors ! Les malades commencent à affluer. Faisons tous connaître les faits
qui nous sont particuliers : Chaudesaigues est déjà le carlsbad de la France;
il ne nous manque plus qu'un établissement public. Les particuliers dans
peu ne pourront plus suffire.

Puisse mon écrit être approuvé par tous mes confrères ! L'éloquence
est mise de côté , mais les faits sont constants et sincères.

BREMONT , docteur-médecin.